BEI GRIN MACHT SICH IHR WISSEN BEZAHLT

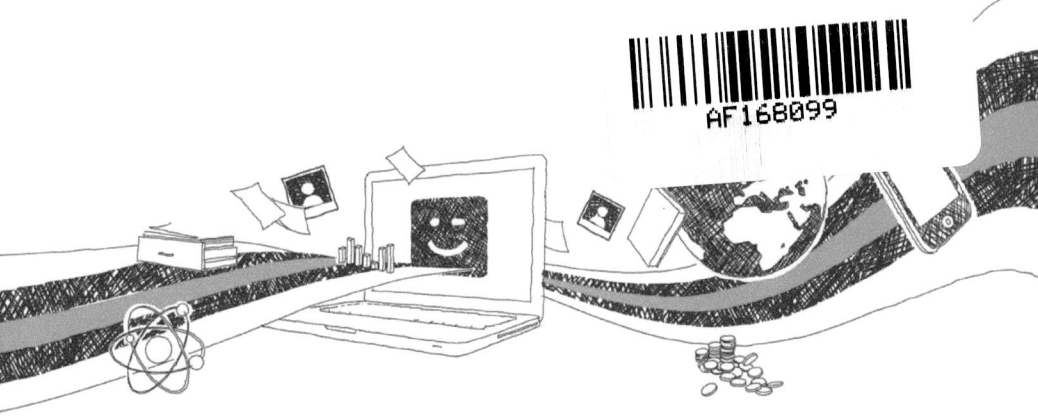

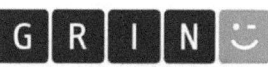

Bibliografische Information der Deutschen Nationalbibliothek:

Die Deutsche Bibliothek verzeichnet diese Publikation in der Deutschen National-
bibliografie; detaillierte bibliografische Daten sind im Internet über http://dnb.d-
nb.de/ abrufbar.

Impressum:

Copyright © 2019 GRIN Verlag
Druck und Bindung: Books on Demand GmbH, Norderstedt Germany
ISBN: 9783346119988

Dieses Buch bei GRIN:

https://www.grin.com/document/520388

Alexander Seifried

Stressbewältigung und Burnoutprophylaxe

10-wöchiges Unterrichtskonzept in Theorie und Praxis

GRIN Verlag

GRIN - Your knowledge has value

Der GRIN Verlag publiziert seit 1998 wissenschaftliche Arbeiten von Studenten, Hochschullehrern und anderen Akademikern als eBook und gedrucktes Buch. Die Verlagswebsite www.grin.com ist die ideale Plattform zur Veröffentlichung von Hausarbeiten, Abschlussarbeiten, wissenschaftlichen Aufsätzen, Dissertationen und Fachbüchern.

Besuchen Sie uns im Internet:

http://www.grin.com/

http://www.facebook.com/grincom

http://www.twitter.com/grin_com

Stressbewältigung und Burnoutprophylaxe

Abschlussarbeit

Alexander Seifried
03.12.2019

[AUSARBEITUNG EINES 10-WÖCHIGEN KURSKONZEPTES ZUM THEMA STRESSBEWÄLTIGUNG]

Inhalt

Hinweis: Dieser Text verwendet aus Gründen der bessren Lesbarkeit ausschließlich das generische Maskulinum. Frauen, sowie weitere Geschlechteridentitäten sind jedoch ausdrücklich mitgemeint.

1. Theoretischer Hintergrund zu Stress

„Stress ist ein Ereignis, das eine Störungsreaktion induziert" (Lazarus in Nitsch 1981)). Demnach ist Stress ein sehr weit gefasster Begriff. Denn sowohl die Art der Ereignisse, als auch die Art und Intensität der Reaktion sind individueller Natur und lassen sich nicht verallgemeinern. Diese Definition bezieht sich demnach vor allem auf das auslösende Ereignis.

Selye (1981) dagegen sieht dagegen eher die Reaktion auf die Ereignisse im Fokus („… die unspezifische Reaktion des Körpers auf Anforderungen, die an ihn gestellt werden"). Die Entstehung von Stress ist weiterhin abhängig von äußeren Anforderungen und einer äußeren Reaktion. Spezifiziert wird die Definition durch Levine und Ursin (1991). Diese gliedern Stress in Stressinput, Stressverarbeitung und Stressreaktion und geben dem Geschehen damit einen zeitlichen Ablauf mit individuellen Ausprägungsformen.

Evolutionär gesehen ist Stress überlebenswichtig. In der Stressreaktion werden psychische und physische Faktoren kanalisiert, um eine Reaktion auf eine Gefahr zu produzieren und handlungsfähig zu werden. Es entsteht die oft zitierte „fight-or-flight"-Reaktion. Sind wir also stressauslösenden Faktoren ausgesetzt, so ist der Körper daraufhin programmiert in irgendeiner Weise –meist körperlich- zu reagieren. Bleibt diese Reaktion jedoch dauerhaft aus, so kann unbewältigter Stress schadhaft werden (Wallner).

In Anlehnung an die Definition von Levine und Ursin, definieren wir sogenannte Stressoren als stressauslösende Ereignisse und die Stressreaktion darauf. Beide Faktoren sind dabei höchst individuell. Sowohl das Erleben eines Ereignisses als Bedrohung oder Gefahr, als auch die Reaktion unterliegen der persönlichen Bewertung. Ein Stressor kann sowohl als externer, als auch als interner Reiz auftreten und wird auch als Belastung verstanden. Die Reaktion auf Belastung wird dagegen auch als Beanspruchung der Körpersysteme und der Psyche bezeichnet (Greif 1997).

Neben einigen historischen Modellen zur Stressentstehung sind heutzutage vor allem die Theorien von Lazarus, sowie von McEwen relevant. Lazarus betont in seinem transaktionalen Modell die Wichtigkeit der persönlichen Bewertung eines Ereignisses. Er folgert, dass ein Reiz nur aufgrund der kognitiven Bewertung und der individuellen Bewältigungsmöglichkeiten zum Stressor wird oder nicht (Lazarus in Nitsch 1981). McEwen geht in der Theorie der allostatischen Last vor allem von Anpassungsreaktionen des Körpers aus. Somit soll ein und derselbe Reiz bestenfalls nicht mehrmals dieselbe Reaktion hervorrufen, sondern vielmehr eine Resistenz aufbauen. Dies stellt jedoch eine Beanspruchung für den Organismus dar (die allostatische Last), die bei folgenden Faktoren übermäßig werden kann (McEwen und Wingfield 2003).

- Keine Anpassungsmöglichkeit
- Zu geringe Erholung
- Die Stressbelastung ist zu hoch
- Die Reaktion ist inadäquat

Ungeachtet des exakten Modells weisen alle eine Gemeinsamkeit auf. Stress entsteht wenn auslösende Faktoren die Bewältigungskapazität des Individuums wiederholt übersteigen und nicht überwunden werden. Der Umgang mit inneren und äußeren Einflüssen ist daher entscheidend bei der Analyse und Bewältigung von Stressoren.

Jedoch können akute Stressreaktionen auch positiven Charakter haben. Ist ein Ereignis von persönlicher Wichtigkeit und kann bewältigt werden, so stärkt dieses die Fähigkeit mit Stress umzugehen und führt eine Anpassungsreaktion herbei. Kann die Situation allerdings nicht bewältigt werden, löst unangenehme Gefühle aus oder wiederholt sich häufig in gleich Art und Weise, so ist der Stress negativ zu bewerten. Dies ist der Fall, wenn Belastungen eine inadäquate Beanspruchung auslösen – zum Beispiel wenn die Belastung die Ressourcen (s.u.) übersteigen (Weider). Daher findet häufig eine Unterteilung in positiven Stress (Eustress) und negativen Stress (Disstress) statt. Jedoch ist diese dichotome Einteilung mittlerweile umstritten. Kritiker betonen, die Komplexität der Stresserfahrung-und Bewältigung auf körperlicher und psychischer Ebene, sowie den Kontext der Stresssituation.

Nach dem Anforderungs-Kontroll-Modell nach Karasek (1991) spielen weiterhin auch die Kontrollierbarkeit und die Anforderungen eine wichtige Rolle. Bei niedriger Anforderung und hoher Kontrollierbarkeit entsteht nur geringer Stress, wogegen bei hohen Anforderungen und geringer Kontrollierbarkeit hoher Stress entsteht. Sind beide Faktoren als hoch anzusehen, entsteht meist wenig Stress, da man aufgrund der Kontrollierbarkeit der Situation gewachsen ist und den Stress bewältigt, sowie gleichzeitig seine Ressourcen stärkt. Sind beide Faktoren gering ausgeprägt, so entsteht hoher Stress durch Passivität und geringe Kontrolle. Darüber hinaus ist der soziale Rückhalt eine wichtige Ressource die darüber entscheidet, in welchem Maße Stress empfunden wird (Karasek und Theorell 1991).

1.1 Stressbewältigung

Ressourcen sind individuelle Faktoren, die bei der Bewältigung von Lebensereignissen helfen. Sie lassen sich in innere Ressourcen wie Optimismus oder Selbstwirksamkeit, sowie in äußere Ressourcen wie finanzielle Sicherheit und sozialen Rückhalt unterscheiden. Je mehr Ressourcen einer Person zur Verfügung stehen, desto weniger wahrscheinlich wird ein Ereignis als stressauslösend empfunden. Neben Ressourcen entscheiden auch Kompetenzen über den Umgang mit möglichen Stressoren. Kompetenzen stellen Möglichkeiten dar, Situationen aktiv zu begegnen. Sie können in personale, sozial-kommunikative- und fachlich-methodische Kompetenzen, sowie bewusste und unbewusste Kompetenzen unterteilt werden. Diese Fertigkeiten tragen dazu bei in potenziellen Stresssituationen zu handeln, um Stress zu vermeiden oder zu begegnen. Diese Kompetenzen sind erlernbar und ein wichtiger Teil von Stressbewältigungskursen und Burnoutprophylaxe. Mit der Schaffung des Bewusstseins für Ressourcen und Kompetenzen sowie deren Stärkung und Erhalt, werden Teilnehmer eines Kurses dazu befähigt, aktiv und nachhaltig zu handeln. Diese Eigenschaften und Fähigkeiten sollten lebenslang gestärkt und verbessert werden (Weider).

Das Bewusstsein über Ressourcen und Fähigkeiten ist stark mit dem Begriff der Selbstwirksamkeit verknüpft. Dieser wurde von Albert Bandura geprägt und bezeichnet die Einschätzung der Wahrscheinlichkeit des Wirksamwerdens der eigenen Ressourcen beziehungsweise die Einstellung zur eigenen Handlungsfähigkeit. So bewirkt eine hohe Selbstwirksamkeit den Glauben an die Wirkung des eigenen Verhaltens (Bandura 1978). Diese ist laut Bandura abhängig von:

- Direkte persönliche Erfahrung
- Indirekte Erfahrung über die Beobachtung anderer

- Symbolische Erfahrung durch Personen denen wir vertrauen
- Gefühlserregung als Rückkopplung des Erlebens

Neben der Selbstwirksamkeit spielt auch die sogenannte Resilienz als übergeordneter Begriff im Zusammenhang mit Stresserleben eine große Rolle (Fröhlich-Gildhoff und Rönnau-Böse 2011). Dieser Begriff beschreibt den erfolgreichen Umgang mit belastenden Situationen und kann mit dem Wort Widerstandskraft übersetzt werden.

Faktoren die die Resilienz erhöhen sind neben der Selbstwirksamkeit:

- Selbst-und Fremdwahrnehmung
- Selbststeuerung
- Soziale Kompetenz
- Die Fähigkeit zum Problemlösen

All diese Faktoren können im Rahmen eines Stressbewältigungskurses Einzug finden.

Die Resilienz ist wiederum untrennbar mit dem Begriff der Salutogenese (nach Antonovsky, 1997) verknüpft. Diese beschreibt eine gesunderhaltende Ausrichtung des Verhaltens für welche die Resilienz eine zentrale Rolle spielt. Allerdings unterscheidet sich die Resilienz von der Salutogenese in ihrer Stärkenorientierung und Trainierbarkeit, sowie der Anpassungsreaktion auf vorherige Stresssituationen. Die Salutogenese konzentriert sich dagegen vermehrt auf die Stärkung der Schutzfaktoren vor potenziellen Stressoren.

Für die Bewältigung von Stress stehen verschiedene Modelle zur Verfügung. Das angesprochene psychologische Stressmodell nach Lazarus teilt das Stresserleben in Bewertung der Situation (primäre Bewertung) und das Vorhandensein von Ressourcen (sekundäre Bewertung). Diese Konstellation entscheidet darüber, ob und inwiefern ein Ereignis Stress auslöst. Mit dem Bewusstsein über diesen Entstehungsmechanismus lässt sich im dritten Schritt eine Neubewertung vornehmen.

Kaluza (2009) unterteilt die primäre Bewertung weiter in die Ebenen „irrelevant", „günstig" und „Schädigung / Verlust bzw. Bedrohung/". Die zur Verfügung stehenden Ressourcen beeinflussen unmittelbar die Kontrollierbarkeit der Situation. In beiden Modellen entscheiden die Bewertungen einer Situation darüber, ob etwas als stressig oder als Herausforderung empfunden wird. Die beiden Bewertungen laufen immer parallel zueinander ab und entscheiden darüber, welche Bewältigungsstrategie (Coping) angewandt wird. Beim emotionszentrierten Coping versucht man sich abzulenken und die Situation zu verdrängen, währen das problemzentrierte Coping eine Lösung sucht (Kaluza 2009).

Eine weitere Herangehensweise bietet das ABC Modell nach Albert Ellis. Dieses Modell beschreibt die Stressentstehung anhand des activating events (A), des Glaubens darüber (believe B) und der Konsequenz (C). Ellis postuliert, dass die Folge, also das Resultat einer Situation von B abhänge und nicht von A. Somit erhält der Anwender des Modells die Möglichkeit seine Einstellung zu einem potenziellen Stressor zu ändern, um das Ergebnis zu bestimmen. Im Weiteren Schritt D (dispute) werden negative Gedanken aus B identifiziert und revidiert, bevor sich in Schritt E (effect) ein Ergebnis einstellt.

Will man aktiv in den Prozess der Stressentstehung eingreifen, sie zum Beispiel im Rahmen eines Stressbewältigungskurses, so sollte man sich ganzheitlich den drei Säulen des Stressmanagements widmen. Diese sind das instrumentelle Stressmanagement, das vor allem auf die Prävention von stressauslösenden Ereignissen abzielt, das mentale Stressmanagement, welches den Umgang mit akuten Stressoren verändern soll, sowie das palliativ-regenerative Stressmanagement, das die langfristige Reduktion von Stress bewirkt (Ellis et al. 1995). Das palliativ-regenerative Stressmanagement umfasst dabei auch das Erlernen von konkreten Entspannungstechniken und bildet einen Schwerpunkt eines Entspannungs-und Stressmanagementkurses.

1.2 Physische Auswirkungen von Stress

Stress hat neben psychischen Konsequenzen auch direkte Auswirkungen auf körperliche Funktionen. Die Stressentstehung beeinflusst dabei das Nervensystem, das Hormonsystem und das Immunsystem. Das Nervensystem lässt sich dabei in das somatische (willkürliche) und das vegetative (unwillkürliche) Nervensystem unterteilen. Vor allem letzteres wird durch Stress stark beeinflusst. Dieses untergliedert sich weiter in das sympathische und das parasympathische Nervensystem, wobei der Sympathikus eine aktivierende und der Parasympathikus eine beruhigende Wirkung auf die meisten Körperfunktionen (mit Ausnahme der Verdauung) hat. Daher ist die Regulation dieser Nerven in der Stressprophylaxe von essenzieller Wichtigkeit. Mit Maßnahmen, die den Parasympathikus aktivieren, können wir unseren Körper in einen Zustand der Ruhe und Entspannung versetze (Ehlert und Känel 2011).

Im Hormonsystem spielen vor allem die bekannten Stresshormone Cortisol und Cortison eine tragende Rolle im Stressgeschehen. Cortisol wiederum beeinflusst die Aktivität des Immunsystems. Generell können zwei Signalwege der Stressreaktion unterschieden werden. Nachdem ein Reiz als potenziell schädlich eingestuft wurde, reagiert erst die Sympathikus-Nebennierenmark-Achse und dann die Hypothalamus-Hypophysen-Nebennierenachse (HHNA). Bei ersterer wird über den Sympathikus das Nebennierenmark angeregt, Adrenalin zu produzieren, sowie Noradrenalin über den sogenannten Locus Coeroleus. Die HHNA wird aktiviert wenn nach ca. 20 Minuten die Situation nicht bewältigt wird und bewirkt über eine komplexe Signalkaskade die Bildung von Cortisol. Dieses wird indirekt auch durch die Wirkung von Adrenalin auf die Hypophyse gebildet (Ehlert und Känel 2011).

Das Cortisol ist an sich nicht schädlich – es mobilisiert unter anderem Energiereserven, erhöht die Herzfrequenz und wirkt schmerzlindernd, sowie entzündungshemmend. Es versetzt den Körper in Handlungsbereitschaft. Schädigend wird das Cortisol erst, wenn diese Handlung ausbleibt, also das Cortisol nicht abgebaut wird und sich ungenutzt anreichert. Somit entstehen ein gesundheitliches Risiko nicht durch die Stresssituation selbst, sondern durch den unvollständigen Prozess, die Situation zu bewältigen beziehungsweise unzureichende Erholungsphasen. Bei chronischen hohen, aber auch chronisch tiefen Spiegeln an Cortisol können dauerhafte körperliche und psychische Schäden entstehen. Nach Kaluza (2009) gehören dazu unter anderem kognitive Einschränkungen, Krankheiten des Gehirns und des Herz-Kreislaufsystems, Verspannung des Bewegungsapparates, Verdauungsstörungen, Libidoverlust, Störungen des Immunsystems und veränderte Schmerzwahrnehmung.

1.3 Burnout

Chronischer Stress stellt weiterhin einen starken Risikofaktor für das Erleiden eines Burnouts dar. Allerdings ist im Vergleich zu den obengenannten Erkrankungen Burnout keine eigenständige Diagnose, sondern vielmehr ein Symptomkomplex, der auf eine dauerhaft erhöhte Arbeitsbelastung ohne hinreichende Regeneration zurückzuführen ist. Da die Symptome häufig vielfältig und teilweise unspezifisch ausfallen können spricht man auch vom Burnout-Syndrom. Maslach et al. (2001) beschreibt Burnout daher mit den Dimensionen emotionale Erschöpfung, Minderung der Arbeitsleistung und Depersonalisierung. Stress allein verursacht jedoch noch kein Burnout. Weitere Risikofaktoren sind hoher interner und externer Leistungsdruck, übersteigerter Ehrgeiz oder hohe Ergebniserwartung bei gleichzeitiger geringer Ressourcenausprägung. Das Zusammenspiel aus persönlichen Faktoren, Arbeitsplatzfaktoren und individuellen Bewältigungsmöglichkeiten ergibt insgesamt das Burnoutrisiko. Kommt es zu einem Burnout, so ist wiederum das Risiko für weitere Zivilisationskrankheiten und Depression erhöht.

1.4 Bezug zur Praxis

Die angesprochenen Modelle zur Stressentstehung-und Bewältigung zeigen gleichermaßen auf, dass eine geringe Selbstwirksamkeit, geringe soziale Anerkennung und fehlender gesellschaftlicher Rückhalt Risikofaktoren für die Entstehung von Stress darstellen. Dagegen wirken ein günstiges Verhältnis von Belastungsphasen und Regenerationsphasen, die individuelle Ressourcenaktivierung, Anerkennung, Sinnhaftigkeit und Kontrollierbarkeit präventiv gegen die Stressentstehung und stärken die Bewältigungsfähigkeit (Wallner).

Damit einhergehend ist die Entspannung als Gegenpol zu beruflicher und oder privater Stressoren ein wichtiger Baustein im Stressmanagement und der Gesunderhaltung. Daher bildet das Erlernen von alltagstauglichen Entspannungstechniken, gemeinsam mit der Bewusstseinsbildung für Stressursachen die Basis des nachfolgend vorgestellten Kursprogrammes. Dieses wird um theoretische Hintergründe zu Stress und dessen Bewältigung, sowie Zeit-und Selbstmanagementtechniken und individuelle Ressourcenanalyse-und Stärkung ergänzt. Darüber hinaus erhalten die Teilnehmer generelle Hinweise zu einem gesunderhaltenden Lebensstil und erlernen das Empowerment, selbstständig den persönlichen Umgang mit Stress im Alltag zu meistern. Somit sollen instrumentelle, mentale und palliativ-regenerative Techniken zur Stressreduktion sowohl theoretisch vermittelt, als auch praktisch eingeübt werden.

2. Setting des Kurses

Das Kursangebot finden in einem lokalen, inhabergeführten Fitnessstudio statt, das sein Angebot mehr auf Entspannung ausrichten möchte, da die Nachfrage in letzter Zeit stark zugenommen hatte. Die Kursreihe umfasst 10 Einheiten zu je 60 Minuten. Um die Komplexität des Themas hinreichend zu vermitteln und nachhaltige Strategien zur Stressbewältigung zu erlernen sind mehrere regelmäßige Einheiten notwendig. Eine Zeitstunde pro Einheit soll dazu dienen sowohl einen theoretischen, als auch einen praktischen Unterrichtsteil unterbringen zu können – ohne aufgrund übermäßig langer Einheiten selbst Zeitnot und Stress auszulösen und eventuell mehr Interessierte zu erreichen. Weiterhin ist Zeitmangel, beziehungsweise mangelhafter Umgang mit Zeit ein Hauptauslöser für Stress. Daher hat die gelingt es der Zielgruppe des Kurses wahrscheinlich häufiger am Angebot teilzunehmen, als bei längeren Einheiten.

3. Durchführungsmodalitäten

3.1 Titel

Die Unterrichtsreihe trägt den Titel: *Stressless – Gemeinsam gegen Stress*

3.2 Kostenanalyse und Preiskalkulation

Die Kosten des Kursangebots ergeben sich wie folgt:

- Miete der Räumlichkeiten für den Kursleiter als externer Dienstleister 29,- pro Einheit
- Unterrichtsmaterialien 10,- pro Einheit
- Marketing 20,- pro Einheit
- Bruttounternehmerlohn 69,- pro Einheit

Die Summe der laufenden Kosten beträgt somit 128,- pro Einheit und 1280,- für den gesamten Kurs. Bei einer Mindestteilnehmerzahl von 8 Personen ergibt sich ein Teilnehmerbeitrag von 160,- für den gesamten Kurs. Die Kursgebühr kann nur für den vollständigen Kurs entrichtet werden. Ein Einstieg für Teilnehmer in den laufenden Kurs oder einzelne Einheiten ist nicht möglich, um die Teilnehmer langfristig begleiten zu können und die interne Gruppendynamik aufrecht zu erhalten. Weiterhin wird somit ein reibungsloser Ablauf der Übungseinheiten gewährleistet und der Mehrwert für die Teilnehmer maximiert. Maximal können 12 Personen am Kurs teilnehmen. Weniger als 8 Teilnehmer gelten nach der obigen Kalkulation als unwirtschaftlich – mehr als 15 Teilnehmer könnten den Kurs dagegen unruhig werden lassen, weswegen 15 Teilnehmer als Obergrenze gilt.

3.3 Raumanforderungen

Das Kursangebot sollte in einem Raum stattfinden, der es den Teilnehmern ermöglicht die Inhalte zu erlernen und gleichzeitig die nachfolgenden Entspannungstechniken praktisch anzuwenden. Dazu muss der Raum zuerst eine angemessene Fläche von mindestens 30m^2 bei 8 Teilnehmern bieten. Bei einer größeren Teilnehmerzahl sollte der Raum entsprechend größer ausfallen. Da das Fitnessstudio, in dem der Kurs stattfindet über mehrere Kursräume verfügt, kann je nach Teilnehmerzahl flexibel reagiert werden.

Die Lehreinheit zu Beginn der Stunde wird an einer Flipchart vermittelt, die Teilnehmer nehmen auf Matten und oder Kissen Platz und müssen nicht mitschreiben, da ein ausführliches Skript ausgehändigt wird. Daher muss für jeden Teilnehmer Matten und bequeme Sitzkissen zur Verfügung stehen. Weitere benötigte Materialien werden bei den jeweiligen Kurseinheiten aufgeführt. Darüber hinaus sollte der Raum die nötige Ruhe bieten und ein angenehmes warmes Raumklima verfügen und angemessen temperiert sein. Ideal ist ein Raum der auch sonst für Entspannungs-oder Bewegungsangebote genutzt wird.

3.4 Unterlagen

Jeder Teilnehmer erhält ein Skript zu den vorgetragenen Themen. Dieses enthält zuerst Informationen wie sie im Kapitel zu „theoretischer Hintergrund von Stress-und Stressentstehung" beschrieben werden. Zusätzlich sind die einzelnen Lehreinheiten, sowie die Hausaufgaben zusammengefasst, sodass diese wiederholt und selbstständig absolviert werden können. Darüber hinaus bietet das Skript Raum für Notizen oder Fragen. Das Skript dient der maximalen Aufmerksamkeit während der Kursstunde und als Nachschlagewerk für zuhause.

3.5 Kurzbeschreibung des Kurses

Um auf die Kursreihe aufmerksam zu machen, wird nachfolgend eine Beschreibung des Angebots erstellt und als Flyer im Fitnessstudio verteilt. Weiterhin wird der Flyer in lokalen Anzeigeblättern gedruckt, sowie in sozialen Medien geteilt.

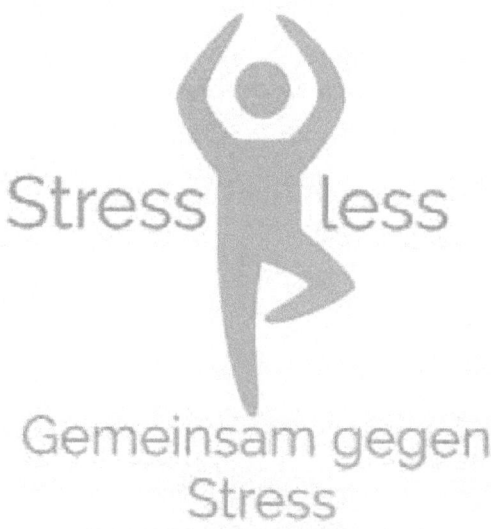

Abbildung 1: Eigene Darstellung, erstellt mit logomakr.com

3.6 Feedbackbogen

Um die Effektivität des Kursangebots überprüfen zu können, wird ein Feedbackbogen erstellt und nach dem Ende der Kursreihe ausgegeben und ausgewertet. Für persönliches Feedback wird selbstverständlich trotzdem nach jeder Stunde Möglichkeit gegeben:

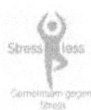

Feedbackbogen zur Kursreihe Stress-less - gemeinsam gegen Stress

Wir möchten unser Kursangebot ständig auf höchstem Niveau halten und den Mehrwert für Sie jederzeit sicherstellen. Darum bitten wir Sie die nachfolgenden Fragen wahrheitsgemäß zu beantworten und einen Beitrag zum Gelingen dieses Kurses beizutragen. Vielen Dank für Ihre Unterstützung!

1. Wie angespannt und gestresst fühlen Sie sich nach Beendigung des Kurses im Vergleich zum Beginn?
   a. Viel weniger
   b. Etwas weniger
   c. Gleich
   d. Etwas mehr
   e. Viel mehr

2. Wie schätzen Sie Ihre Kompetenzen ein, potenzielle Stresssituationen im Alltag bewältigen zu können im Vergleich zu Beginn des Kurses?
   a. Viel besser
   b. Etwas besser
   c. Gleich
   d. Etwas schlechter
   e. Viel Schlechter

3. Ich fand die Inhalte der Kurseinheiten
   a. Sehr interessant
   b. Größtenteils interessant
   c. Durchschnittlich
   d. Ein wenig interessant
   e. Uninteressant

4. Ich empfand das Verhältnis von Theorie zu Praxis als angemessen
   a. Trifft zu
   b. Trifft meistens zu
   c. Mittelmäßig
   d. Trifft wenig zu
   e. Trifft gar nicht zu

5. Die Inhalte der Einheit waren für mich
   a. Vollkommen neu
   b. Größtenteils neu
   c. Ein wenig neu
   d. Kaum neu
   e. Gar nicht neu

6. Der Referent war kompetent und gut vorbereitet
   a. Trifft zu
   b. Trifft meistens zu
   c. Mittelmäßig
   d. Trifft wenig zu
   e. Trifft kaum zu

7. Wie hoch ist die Wahrscheinlichkeit, dass Sie das Kursangebot weiterempfehlen?
   a. Sehr wahrscheinlich
   b. Wahrscheinlich
   c. Mittelmäßig
   d. Weniger wahrscheinlich
   e. Unwahrscheinlich

8. Weiteres Feedback:

Vielen Dank für Ihre Teilnahme

Abbildung 2: Feedbackbogen

4. Zielgruppe und Lernziele

Der Kurs versucht vor allem Männer und Frauen aller Altersgruppen zu erreichen, die in alltäglichen Situationen das Gefühl haben, sich nicht mehr ausreichend entspannen zu können oder bei denen ein Missverhältnis aus sowohl privater, als auch beruflicher Belastung und Regeneration entstanden ist. Jedoch können auch anderweitig interessierte Teilnehmer den Kurs belegen, um den präventiven Umgang mit Stress zu erlernen.

Der Kurs wird vor allem im Fitnessstudio beworben, doch auch externe Teilnehmer sind herzlich willkommen. Da sich der Kurs als Präventionskonzept versteht, dürfen ausschließlich Personen teilnehmen, die frei von psychischen Erkrankungen sind. Den Teilnehmern soll ein nachhaltiges Bewusstsein für Stress und Entspannung vermittelt werden. Dazu identifiziert der Kurs potenzielle Stressoren und zeigt Bewältigungsmöglichkeiten auf. Die Teilnehmer aktivieren und stärken ihre persönlichen Ressourcen und Kompetenzen und erlernen multimodale Techniken des instrumentellen, mentalen und palliativ-regenerativen Stressmanagements. Die Teilnehmer sollen sowohl kurzfristige positive Effekte nach Teilnahme an einer Einheit, als auch langfristige Effekte wahrnehmen und die erworbenen Kenntnisse in ihrem Alltag umsetzten können. Dazu gehört neben der angesprochenen Bewusstseinserweiterung und der Stärkung der Ressourcen auch der ein effektives Zeit-und Selbstmanagement, Achtsamkeitstraining, Genusstraining, Zielsetzungsübungen und die Vermittlung von Kommunikationsfähigkeiten. Das theoretische Hintergrundwissen über Stress und seine Entstehung hilft dabei die psychophysischen Reaktionen des Körpers besser zu verstehen und lenken zu können. Die Inhalte sind fundierte Methoden und Kompetenzen, die wissenschaftlich nachweisbar zur Stressvermeidung und oder Stressbewältigung befähigen. Innerhalb des Gruppensettings kann der einzelne Teilnehmer durch Techniken der Selbstreflexion die Lerninhalte auf seinen persönlichen Lebenskontext zuschneiden, sodass die Kurseinheiten zum interaktiven Einsatz im Alltag geeignet sind und individuell anwendbar sind. Über das ausgegebene Skript zur Kursreihe, können die Teilnehmer die Inhalte nachlesen und vertiefen, sowie gegebenenfalls versäumte Einheiten nacharbeiten.

5. Ablaufplan

Die Kursreihe gliedert sich in 10 Einheiten zu je 60 Minuten. Pro Woche findet eine Einheit statt, ungeachtet dessen, ob einzelne Teilnehmer verhindert sind. Ausweichtermine werden nicht angeboten. Jede Einheit steht dabei unter einem definierten Schwerpunkt. Der Ablauf einer Einheit sieht in der Regel wie folgt aus:

- Begrüßung und Feststellen der Teilnehmerzahl:
  - o 2 Minuten
- Besprechung der Hausaufgaben:
  - o 5 Minuten
- Einführung in das Tagesthema und Kurzvortrag zum theoretischen Hintergrund und Klärung der Lernziele. Fokus auf persönliche, lebensnahe Beispiele
  - o 15 Minuten
- Raum für Fragen:
  - o 5 Minuten
- Durchführung der Praxiseinheit
  - o 25 Minuten
- Stellen der neuen Hausaufgabe

- o   3 Minuten
- Feedbackrunde
  - o   5 Minuten

Die Zeitplanung wird nochmal bezogen auf die genauen Inhalte in der jeweiligen Stunde angeführt, jedoch in der Praxis, flexibel an die Gruppe und deren Bedürfnisse angepasst. Das Feedback der Gruppe wird daher auch zur Anpassung des zeitlichen Ablaufs genutzt.

5.1 Was ist Stress?

Materialien:

- WHO 5-Fragebogen je Teilnehmer
- Flipchart und Stifte
- Sitzkissen je Teilnehmer

Ziele:

In der ersten Einheit der Kursreihe liegt der Fokus auf dem Kennenlernen der Teilnehmer unter sich, um die Gruppendynamik zu verbessern und Vertrauen aufzubauen. Hierfür eignet sich eine klassische Vorstellungsrunde, gefolgt vom „Schlüsselspiel". Weiterhin sollen grundlegende Informationen über Stress vermittelt und Modelle zur Stressentstehung,- und Bewältigung vorgestellt werden. Das theoretische Wissen aus der ersten Einheit, ist essentiell für das Verständnis und die Anwendung der folgenden Inhalte. Das Setting aller Einheiten findet nach Möglichkeit in einem Sitzkreis statt, um eine angenehme Atmosphäre zu schaffen:

Ablauf:

- Vorstellung des Kursleiters
- Kurzvorstellung der Teilnehmer in der Runde (*5 Minuten*)
- Klärung der Kursziele und Gruppenregeln an der Flipchart (*5 Minuten*)
- Schlüsselspiel: (*5 Minuten*)
  - o   Jeder Teilnehmer erzählt einem anderen Teilnehmer je eine Minute lang anhand seines Schlüsselbundes etwas über sich und seinen Alltag.
  - o   nach einer Minute wird gewechselt. Nach einer weiteren Minute finden sich zwei neue Teilnehmer, bis sich alle ausgetauscht haben. Dadurch lernen sich die Teilnehmer kennen und verlieren die Distanz zueinander.
  - o   Das Spiel übt Offenheit und Kommunikationsfähigkeit
- WHO 5- Fragebogen in Einzelarbeit durchführen. Die Ergebnisse bleiben anonym. Die Teilnehmer werden darauf hingewiesen, den Test nach Beendigung der Kursreihe zu wiederholen. (*5 Minuten*)
- Frage: Was ist Stress? Wie äußert er sich? – Teilnehmer schreiben an die Flipchart, Entstehung und Moderation einer Diskussion. Es soll deutlich werden, dass Stress höchst individuell ist. (*10 Minuten*)
- Theoretischer Input zu Stressentstehung und Bewältigung nach Lazarus und Kaluza. (*5 Minuten*)
- Erklärung der psychophysischen Stressreaktion an der Flipchart (*5 Minuten*)
- Übungen für zuhause: Führen eines Stresstagebuches, inklusive Ursachen und Reaktion in Tabellenform (*5 Minuten*)
- Entspannungsübung: Übung der Bauchatmung zur Aktivierung des Parasympathikus (*15 Minuten*)

11

- Feedback und Verabschiedung

5.2 Wie wir Stress für uns nutzen

Materialien:

- Die Hammergeschichte von Paul Watzlawik (Watzlawick 2015)
- Flipchart mit Stiften
- Geschichte zur Traumreise

Ziele:

Nachdem die Teilnehmer in der ersten Einheit Kenntnisse über die Stressentstehung erworben haben und die Psychophysischen Prozesse im Körper verstanden haben, soll in der zweiten Einheit die Bedeutung des Stresses verdeutlicht werden. Es soll anhand verschiedener Beispiele gezeigt werden, dass Stress nicht ausschließlich negativ ist und dass die individuelle Bewertung eines potenziellen Stressors ausschlaggebend für die Wirkung ist. In diesem Zusammenhang wird erläutert, wie stressauslösende Situationen durch eine differenzierte Bewertung nutzbar und konstruktiv werden können. Dafür werden die vorgestellten Modelle anhand anschaulicher Alltagsbeispiele erläutert.

Ablauf:

- Begrüßung der Teilnehmer
- Achtsamkeitsübung: Erfolgsbericht: (*5 Minuten*)
  - ○ Jeder Teilnehmer erzählt in wenigen Sätzen, was ihm heute besonders gut gelungen ist und worauf er stolz ist.
  - ○ Somit wird unbewusst die positive Bewertung von alltäglichen Situationen geübt und das Bewusstsein für Selbstwirksamkeit geschult.
  - ○ Der Kursleiter empfiehlt, regelmäßig ein Erfolgsjournal zu führen
- Überprüfung der Übungen für zuhause. Der Kursleiter zeichnet eine Tabelle mit folgendem Aufbau an die Flipchart:

Tabelle 1: Stresstagebuch

Teilnehmer	Stressor/Stresssituation	Bewertung	Reaktion		

- Die Teilnehmer tragen nach der Reihe einen beliebigen Punkt aus ihrem Stresstagebuch vor, welche der Kursleiter notiert und zunächst unkommentiert lässt. Die fünfte und sechste Spalte bleibt zunächst frei (*5 Minuten*)
- Der Kursleiter trägt die Kurzgeschichte von Paul Watzlawik vor und lässt die Teilnehmer interpretieren (*5 Minuten*)
- Der Kursleiter erklärt das ABCDE-Modell von Albert Ellis (Ellis et al. 1995) an der Flipchart und stellt den Bezug zur Kurzgeschichte her. (*10Minuten*)
  - ○ Es soll verdeutlicht werden, dass die gedankliche Bewertung absolut kritisch für die Stressentstehung ist.

- o Dabei werden an den von den Teilnehmern gegebenen Beispielen, limitierende Glaubenssätze identifiziert.
- Der Kursleiter ergänzt mit roter Farbe in der vorher gezeichneten Tabelle die fünfte und sechste Spalte (*10 Minuten*)

Tabelle 2: Stresstagebuch nach ABCDE-Modell

Teilnehmer	Stressor/Stresssituation	Bewertung	Reaktion	Disput / Neubewertung	Effekt

- In den eingetragenen Beispielen werden somit die Neubewertung der Stresssituationen, sowie der therapeutische Effekt derselben hinzugefügt. Die Teilnehmer erkennen die Möglichkeiten des ABCDE-Modells stressige Situationen zu Herausforderungen werden zu lassen und können es auf ihre persönlichen Situationen anwenden.
- In diesem Zusammenhang werden die üblichen Kardinalfehler bei der Bewertung von potenziellen Stressoren aufgezeigt (*5 Minuten*)
  - o Generalisierung
  - o Katastrophisierung
  - o Überbewertung
  - o Einschränkende Glaubenssätze
  - o Mangelnde Selbstwirksamkeit
  - o Streng dichotome Bewertung von Ereignissen
- Als Übung für Zuhause erhalten die Teilhemer die die Tabelle 2 (s.o.) und sollen erneut stressauslösende Situationen identifizieren, allerdings diesmal die kognitive Neubewertung anwenden. (*5 Minuten*)
- Feedbackrunde
- Entspannungsübung: Durchführung einer Traumreise. (15 *Minuten*)
  - o Der Kursleiter trägt mit ruhiger Stimme eine Geschichte für eine Traumreise vor
  - o Die Teilnehmer liegen entspannt auf der Matte
- Abschlussübung: eine Minute lang lächeln. Dies erhöht nachgewiesener Maßen das Glücksempfinden und kann leicht auch zuhause oder in akuten Stresssituationen angewandt werden. (*1 Minute*) (NEUHOFF 2002)

5.3 Zielsetzungstraining

Material:

- Flipchart mit Stiften
- Sitzkissen
- Große Karteikarten mit den Worten: „Spezifisch, messbar, akzeptiert, realistisch und terminiert"

Ziel:

13

Das Setzen und Verfolgen von Zielen ist ein wichtiger Schritt in der Vermeidung von Stress und der persönlichen Entwicklung der Teilnehmer. Durch die Erreichung von persönlichen Zielen erlernen die Teilnehmer, dass das Stresserleben auch davon abhängt, was wir mit einer Situation verbinden. So können Situationen leichter als Herausforderung, statt als Stressor eingeordnet werden, wenn wir die Sinnhaftigkeit und den persönlichen Nutzen erkennen. Dafür ist es allerdings wichtig, die Ziele konstruktiv und realistisch zu formulieren. Denn unrealistische Ziele, die nicht erreicht werden können, führen wiederum zu erhöhtem Stress und einer negativen Bewertung der Stresssituationen, sowie der Selbstwirksamkeit. Für die korrekte Zielformulierung wird das SMART-Modell vorgestellt und eingeübt (Doran 1981).

Ablauf:

- Begrüßung der Teilnehmer
- Gemeinsame Besprechung der Übungen für zuhause. (*10 Minuten*)
  - o Die Teilnehmer geben Feedback über das Erleben der Aufgabe. Somit werden die Inhalte der letzten Kursstunde wiederholt. Die Teilnehmer tragen ihre Ergebnisse in der Gruppe vor und betonen dabei den Aspekt der kognitiven Neubewertung.
  - o Dieser wird vom Kursleiter groß an die Flipchart geschrieben. Diese Neubewertungen werden zu Erlaubnissätzen umformuliert, die alte Glaubenssätze wie z.B. „ ich schaffe das einfach nicht" ablösen.
  - o Ein Erlaubnissatz könnte beispielsweise lauten: „Ich kann trotz unvorhergesehener Vorkommnisse mein Ziel erreichen".
  - o Die Teilnehmer tragen jeweils einen Beispielsatz bei, bevor in Einzelarbeit weitere Erlaubnissätze für jede protokollierte Stresssituation formuliert werden.
- Einführung in das Tagesthema Zielerreichung. (*5 Minuten*)
  - o Klärung der Relevanz für das Stressmanagement.
  - o Frage in die Runde, wer eines seiner persönlichen Ziele mit der Gruppe teilen möchte. Es werden drei Beispielsätze an der Flipchart notiert
- Der Kursleiter führt die Gruppe in die SMARTE Zielformulierung ein und regt zur Selbstreflexion der Teilnehmer an. (*5 Minuten*)
- Die Teilnehmer, die eine Zielformulierung beigetragen haben erhalten nun die Karteikarten mit den Schlagwörtern der SMART-Formel und dürfen diese zu ihrem Satz an die Flipchart kleben. (*5 Minuten*)
  - o Falls eine oder mehrere Karten nicht zugeordnet werden können, da die bisherige Zielformulierung diese Aspekte nicht enthielt, dürfen die fehlenden Punkte direkt ergänzt werden, sodass eine SMARTE Zielformulierung stattfindet.
- Jeder Teilnehmer hat danach Gelegenheit für 5 Minuten beliebig viele persönliche Ziele nach SMART zu formulieren und aufzuschreiben. (*5 Minuten*)
- Der Kursleiter differenziert die Zielsetzung weiter in (*10 Minuten*)
  - o Target (Kurzfristige Ziele, operatives Tagesgeschäft)
  - o Purpose (das Warum des Ziels und der Weg dorthin über Zwischenziele)
  - o Goal (Endziel)
- Diese Differenzierung erlaubt wiederum die jeweilige Anwendung von SMART und ermöglicht ein detaillierte Planung von Handlungsschritten
- Übung für Zuhause: Eines, der im Kurs formulierten Ziele soll weiter differenziert werden, bevor erneut die SMART – Formel darauf angewandt wird. (*5 Minuten*)

- Feedbackrunde
- Entspannungsübung: Atemübungen im Sitzen. (*15 Minuten*)
  - o Bauchatmung aktivieren, durch die Nase einatmen und durch den leicht geöffneten Mund langsam ausatmen.
  - o Dadurch soll möglichst der Moment nach dem Ausatmen vor dem erneuten Einatmen bewusst als Moment der Entspannung wahrgenommen werden.
  - o Gedanklich sollen sich die Teilnehmer nur auf die Atmung fokussieren und möglichst weitere Gedanken ausblenden.
  - o Diese Übung sorgt für akute Entspannung, übt allerdings ebenso langfristige Effekte ein und stellt die Grundlage für die Entspannungsform der Meditation dar.

5.4 Ressourcenorientierung

Material:

- Flipchart und Stifte
- Sitzkissen und Matten
- Je Teilnehmer eine Ressourcentabelle
- Je Teilnehmer ein Bild eines Fußballfeldes

Ziel:

Die Teilnehmer sollen in dieser Einheit lernen, welche Mittel ihnen zur Verfügung stehen, um stressigen Situationen zu begegnen, beziehungsweise diese im Idealfall gar nicht erst entstehen zu lassen. Dazu wird der Begriff der Ressourcen definiert und erklärt, welche Formen Ressourcen annehmen können. Die Teilnehmer erfahren so, dass jeder über ein gewisses Maß an Ressourcen verfügt, die jedoch bewusst gemacht, kultiviert und anwendbar gemacht werden wollen. Zusätzlich sollen die Teilnehmer einen individuellen Anker entwickeln, der sie aus negativen Denkmustern befreit (Pohl 2017).

Ablauf:

- Begrüßung der Teilnehmer
- Besprechung der Übungen für Zuhause: (*5 Minuten*)
  - o Wie ist die SMARTE Zielformulierung zuhause gelungen?
  - o Wo gab es Schwierigkeiten?
  - o Was befähigt die Teilnehmer dazu, diese Technik zukünftig anzuwenden?
  - o Überleitung zu Ressourcen
- Der Kursleiter bittet einen Teilnehmer, einen Eintrag aus dem Stresstagebuch aus Einheit 2 erneut an die Flipchart zu schreiben. (*5 Minuten*)
  - o Der Kursleiter zeigt anhand des Beispiels, dass die Teilnehmer bei der kognitiven Umstrukturierung der Stresssituationen zu Herausforderungen, bereits Ressourcen aktiviert haben.
- Einführung in das Thema Ressourcen: (*10 Minuten*)
  - o Kurzvortrag an der Flipchart durch den Kursleiter. Die Teilnehmer erfahren, dass Ressourcen vielfältig und individuell sind und dass deren Anwendung regelmäßig

trainiert   werden   muss.

- o Der Kursleiter verdeutlicht, dass Ressourcenorientierung der Problemorientierung gegenübersteht und diese überwiegen muss, um Stress zu vermeiden.
- Die Teilnehmer schreiben zu ihren Einträgen aus dem Stresstagebuch jeweils eine Ressource auf, die ihnen zur Neubewertung der Situation verholfen hat. (*5 Minuten*)
- Anschließen sollen die Teilnehmer die Ressourcen in mehrere Kategorien einteilen, die Liste darf gerne sehr ausführlich werden: (*10 Minuten*)

Tabelle 3: Differenzierung von Ressourcen

	Physische Ressourcen	Soziale Ressourcen	Fähigkeiten und Kompetenzen	Zwischenmenschliche Ressourcen	Positive Glaubenssätze und Persönlichkeitsmerkmale
Beispiel	Gesundheit	Familiärer Rückhalt	Belastbarkeit, gutes Selbstmanagement	Anerkennung, Wertschätzung	Optimismus

- Für akute Situationen erlernen die Teilnehmer die Anwendung eines psychologischen Ankers. (*5 Minuten*)
  - o Dies ist eine Erinnerung an eine starke, positive Emotion. Der Anker kann viele Gestalten annehmen. Beispielsweise ein Geruch, ein Foto oder die pure Vorstellung, die mit einer bestimmten Situation verknüpft ist.
  - o Der Anker kann jedoch auch eine Willkürliche Bewegung, wie ein Fingerschnipsen sein, das mit einer starken Erinnerung bewusst verknüpft wird. Wichtig ist dabei, dass die Erinnerung Ressourcen aktiviert.
- Übung für zuhause: (*5 Minuten*)
  - o Ausgehend von dieser Einteilung erhalten die Teilnehmer die Vorlage eines Fußballfeldes. Dort erfolgt eine Mannschaftsaufstellung der Ressourcen.
  - o Welche Ressourcen sind am hilfreichsten bei der Bewältigung der individuellen Situationen, welche Ressourcen fehlen noch für ein starkes Team?
  - o Die Teilnehmer schreiben die fehlenden Ressourcen auf die Rückseite unter dem Begriff „Transfermarkt". Dies soll verdeutlichen, dass die Ressourcen erreichbar sind, wenn dafür Anstrengungen geleistet werden.
- Feedbackrunde
- Entspannungsübung: Bodyscan: (*20 Minuten*) *(Wallner)*
  - o Die Teilnehmer liegen auf dem Boden und atmen ruhig in den Bauch. Unter Anleitung des Kursleiters vollziehen sie eine Reise durch den Körper und spüren jedem Körperteil intensiv nach.
  - o Wer möchte lenkt seinen Atem in die entsprechende Körperregion und tastet sich so nach Beschwerden, Schwere oder Leichtigkeitsgefühlen ab. Die Wahrnehmung wird registriert und bleibt unbewertet.
  - o So sollen das Körpergefühl und die Akzeptanz des eigenen Körpers verbessert werden.

16

5.5 Zeit- und Selbstmanagement

Material:

- Flipchart und Stifte
- Sitzkissen
- Vorlage: Eisenhower-Methode
- Ein Stück Pappe in Form eines Kreisausschnittes von 72°
- Weißes Papier, Buntstifte, Zirkel, Lineale, Unterlagen

Ziel:

Zeit und Selbstmanagement ist ein wichtiger Faktor bei der Entstehung von Stress. Stehen hohen Anforderungen, geringe zeitliche Kapazitäten gegenüber, so ist Stress vorprogrammiert. Die Teilnehmer sollen daher in dieser Einheit, die Relevanz von Selbstmanagement Techniken erlernen. Sie erhalten Einblicke in das Pareto-Prinzip, die Eisenhower-Methode und das parkinsonsche Gesetz. Diese Techniken und Hintergründe sollen den Umgang mit Zeit verdeutlichen und alltäglich anwendbar gemacht werden (Parkinson et al. 2005; Wallner,)

Ablauf:

- Begrüßung der Teilnehmer
- Besprechung der Übungen für Zuhause *(5 Minuten)*
  - Wie wurde die Ressourcenmannschaft aufgestellt?
  - Welche Spieler fehlen noch?
- Einstieg ins Thema mit einer offenen Frage in die Runde: „Wie haben Sie die Zeit gefunden, diesen Kurs regelmäßig zu besuchen". *(5 Minuten)*
  - Die Antworten werden an der Flipchart notiert.
  - Die Frage zielt darauf ab, die Teilnehmer dafür zu sensibilisieren, dass Zeit eine Frage von Prioritäten ist.
- Daraufhin leitet der Kursleiter über zum Kurzvortrag über die Eisenhower Methode. Er zeichnet eine Grafik mit den vier Quadranten an die Flipchart und erläutert die Methode anhand eines Beispiels eines Teilnehmers. *(10 Minuten)*

Tabelle 4: Eisenhower-Methode

	Unwichtig	Wichtig
Nicht dringend	Die Aufgabe sollte verworfen werden	Die Aufgabe sollte terminiert und selbst erledigt werden
Dringend	Für die Aufgabe sollte die Mithilfe eines Mitarbeiters, Freundes etc. erboten werden	Die Aufgabe sollte sofort selbst erledigt werden

- Durch diese Gliederung sollen die Teilnehmer den Unterschied zwischen Dringlichkeit und Wichtigkeit verstehen und zukünftig diese Begriffe nicht mehr verwechseln. Sie sollen lernen,

ihre Zeit korrekt, entsprechend der Einteilung in die Quadraten, einzusetzen und die Prioritäten jeder Aufgabe zu klären
- Die Methode wird mit weiteren Beispielen gefestigt
- Die Teilnehmer erhalten dann einen Vordruck der Eisenhower-Quadranten und füllen diesen mit Beispielen aus ihrem Alltag. *(5 Minuten)*
- Im Anschluss fragt der Kursleiter nach einem Beispiel für eine Aufgabe aus dem Quadranten „wichtig und dringend" und fragt, wie der Teilnehmer an diese Aufgabe heran gehen würde.
- Die Antwort notiert der Kursleiter an der Flipchart und umrandet sie mit einem großen Kreis. Diese Aufgabe entspricht damit 100% der Zielerreichung *(5 Minuten)*
- Der Kursleiter klärt die Teilnehmer über die Idee des Pareto-Prinzips auf, welches besagt dass 80% der Arbeit in 20% der Zeit vollbracht werden können, jedoch die restlichen 20% der Arbeit 80% der Zeit konsumieren.
- Der Kursleiter klebt den Kreisausschnitt aus Papier auf den Kreis und lässt den Teilnehmer hineinschreiben, welche konkrete Handlung 20% der Zeit benötigt, um 80% der Arbeit zu erledigen und erinnert dabei an die Eingangsfragte zur Setzung von Prioritäten. *(5 Minuten)*
- Die restlichen Teilnehmer erhalten im Anschluss die Gelegenheit in Einzelarbeit ihre Arbeitszeit nach dem Pareto-Prinzip zu optimieren und schriftlich festzuhalten *(5 Minuten)*
- Als letztes stellt der Kursleiter das parkinsonsche Gesetz vor. *(5 Minuten)*
  - Dieses sagt aus, dass sich die benötigte Zeit für die Erledigung einer Aufgabe mit der dafür zur Verfügung stehenden Zeit ausdehnt.
  - Das bedeutet, dass je länger die Teilnehmer für eine Aufgabe Zeit haben, desto länger brauchen sie auch dafür.
  - Im Gegensatz dazu lassen sich viele Aufgaben in kurzen Zeitfenstern, schnell und konzentriert abarbeiten- zum Beispiel nach dem Pareto-Prinzip.
  - Die Komplexität der anfallenden Aufgaben spiele in dieser Theorie eine untergeordnete Rolle.
- Übung für zuhause:
  - Die Teilnehmer überlegen sich eigene Beispiele, bei denen das parkinsonsche Gesetz zutrifft
  - Die Teilnehmer sollen überlegen inwiefern das umgekehrte Pareto-Prinzip auf sie zutrifft. Dies besagt, dass 80% des Stresserlebens von 20% der negativen Ereignisse verursacht wird.
- Feedbackrunde
- Entspannungsübung: *(20 Minuten)*
  - Mandala malen. Die Teilnehmer erhalten Zirkel Lineale und Buntstifte und sollen beim Hören einer phantasievollen Geschichte ein Mandala zeichnen und ausmalen.
  - Dies soll die Kreativität und innere Ruhe (Mandala = vom Zentrum aus kommend) steigern und für Entspannung sorgen.

5.6 Genusstraining

Material:

- Flipchart und Stifte
- Sitzkissen
- Schokolade

- Schreibmaterial
- Große Schüssel
- Yoga Matten

Ziele:

Genuss ist ein starkes Gegenteil von Stress. Es bedeutet das bewusste Erleben eines schönen Sinneseindruckes. Allerdings erschwert alltäglicher Stress das Bewusstsein von schönen Momenten und hindert uns häufig am Genießen. Daher ist es wichtig, die Fähigkeit des bewussten Genießens wieder zu erlangen und den Genuss aktiv zu zelebrieren. Dazu bietet es sich an möglichst viele Sinnesorgane für ein umfassendes Erlebnis anzusprechen. Die Teilnehmer lernen daher in dieser Unterrichtseinheit Möglichkeiten kennen, alltäglichen Genuss zu erleben. Dies stärkt wiederum die persönlichen Ressourcen und richtet den Fokus weg von Problemen, hin zu Lösungen. Damit stärken die Teilnehmer ihre innere Zufriedenheit, bauen Stress ab und erkennen, dass sie selbst dazu in der Lage sind, Genussmomente herbeizuführen. Weiterhin werden in dieser Kurseinheit fortführende Entspannungskurse vorgestellt, die über die zeitlichen Möglichkeiten dieses Formates hinausgehen.

Ablauf:

- Begrüßung der Teilnehmer
- Überprüfung der Übungen für zuhause: Freiwilliges Vorstellen der Ergebnisse, ob und inwiefern das Pareto-Prinzip anwendbar war und ob das umgekehrte Pareto-Prinzip zutraf. *(5 Minuten)*
- Einstieg ins neue Thema mit einem Zitat von Immanuel Kant: „Genießen ist das Wort, womit man das innige des Vergnügens bezeichnet"
- Der Kursleiter verteilt an alle Teilnehmer, die möchten ein Stück Schokolade und leitet den bewussten Genuss an. *(5 Minuten)*
  - o Die Schokolade soll zuerst mit den Augen betrachtet, anschließen der Geruch wahrgenommen werden.
  - o Dann darf die Schokolade in den Mund genommen werden und sollte so langsam wie möglich gegessen und aktiv genossen werden.
  - o Anschließend berichten die Teilnehmer über ihre Eindrücke. Somit sollen die Teilnehmer den Wert eines Genussmomentes zu schätzen lernen und verstehen, dass ein komplexes Sinneserlebnis den Genuss erhöhen kann.
- Gemeinsame Übung: „Genuss-Schüssel". *(15 Minuten)*
  - o Jeder Teilnehmer schreibt drei Dinge auf einen Zettel, die ihm Genuss bereiten, faltet sie und legt sie in eine Schüssel.
  - o Nachdem alle fertig sind, wird die Schüssel im Kreis gegeben und ein Teilnehmer nach dem anderen Zieht einen Zettel heraus und trägt diesen vor.
  - o Die Gruppe sucht gemeinsam nach Möglichkeiten, diese Momente intensiver zu gestalten und mit möglichst vielen Sinneseindrücken wahrzunehmen.
  - o Somit erhalten die Teilnehmer neue Ideen und Durchführungsoptionen für eigene, individuelle Genussmomente.
  - o Ziel ist, dass jeder Teilnehmer mindestens sieben Genussmöglichkeiten für sich mitnimmt.
- Anschließend stellt der Kursleiter die Entspannungstechniken Progressive Muskelrelaxation nach Jacobson und Autogenes Training nach Schultz, sowie Tai-Chi und Qi-Gong theoretisch vor und

vermittelt Kontaktadressen für Interessierte Teilnehmer. Dort können die einzelnen Techniken intensiv erlernt werden. *(10 Minuten)*

- Übung für zuhause: Die Teilnehmer führen ein Genusstagebuch und sollen jeden Tag bis zur nächsten Kurseinheit mindestens einen intensiven Genussmoment erleben und diesen aufschreiben. *(5 Minuten)*
- Feedbackrunde
- Entspannungsübung: Sanfte Yoga-Einheit für Einsteiger mit dem Fokus auf die korrekte Atmung. *(20 Minuten)*
  - o Die Yoga-Einheit sollte nicht zu anstrengend werden, sondern die Übungen ruhig und flüssig verbinden.
  - o Folgende Körperübungen (Asanas) beziehungsweise Übungsfolgen sind Teil dieser Einheit:
    - ▪ Der Sonnengruß
    - ▪ Der Krieger
    - ▪ Der Baum
    - ▪ Die Kobra

5.7 Kommunikationstraining

Material:

- Vordruck: „Vier Seiten einer Nachricht" und „Ebenen der Kommunikation"
- Flipchart mit Stiften
- Sitzkissen
- Matten

Ziel:

Für ein stressarmes Leben ist gute Kommunikation ein kritischer Faktor. Denn wir müssen täglich mit unseren Mitmenschen kommunizieren. Gelungene Kommunikation ist jedoch eine anspruchsvolle Aufgabe und unterliegt vielen möglichen Störquellen. Die Teilnehmer lernen hierzu das „Vier-Ohren-Modell" (auch: „Vier Seiten einer Nachricht") von Schulz von Thun kennen und werden sich möglicher Ursachen für misslungene Kommunikation bewusst. Somit erlangen die Teilnehmer die Fähigkeit, in ihrem Alltag mangelnde Kommunikation aufzudecken und aktiv dagegen vorzugehen, sodass Stress präventiv vermieden werden kann (Schulz von Thun 2018).

Ablauf:

- Begrüßung der Teilnehmer
- Besprechung der Übungen für zuhause: *(5 Minuten)*
  - o Freiwillige Vorstellung der Ergebnisse durch die Teilnehmer.
  - o Gemeinsamer Austausch über die Übung und die gewonnenen Erkenntnisse.
- Einstieg ins Tagesthema mit dem Zitat von Paul Watzlawik: „Man kann nicht nicht kommunizieren". Der Satz wird in der Gruppe zur Diskussion gestellt. *(5 Minuten)*
- Vorstellung des Modells „Vier Seiten einer Nachricht" von Schulz von Thun *(10 Minuten)*
- Übung zum Modell, „Ohrenkarusell": *(10 Minuten)*
  - o Die Gruppe wird in Vier Kleingruppen geteilt. Jede Gruppe begibt sich in eine Ecke des Raumes. Jede Ecke steht dabei für eine Seite einer Nachricht.

- o Ein Teilnehmer einer Gruppe kommt in die Mitte und spricht zu allen Gruppen einen beliebigen Satz. Fällt dem Teilnehmer auf Anhieb kein geeigneter Satz ein, hilft der Kursleiter mit vorbereiteten Sätzen aus. Beispielsweise: „Es ist spät".
- o Jede Gruppe einigt sich daraufhin auf eine mögliche Interpretation dieses Satzes auf der jeweiligen Ebene und antwortet diesen. Anschließend begibt sich der nächste Teilnehmer in die Mitte und wählt einen Satz aus, während die Gruppen im Uhrzeigersinn die Ecke wechseln, sodass jeder einmal einen Satz vorgetragen und jeder eine Seite der Nachricht beantwortet hat.
- Anschließend ergänzt der Kursleiter das Modell, welches sich bisher nur auf verbale Kommunikation bezog, mit folgender Grafik an der Flipchart. *(10 Minuten)*

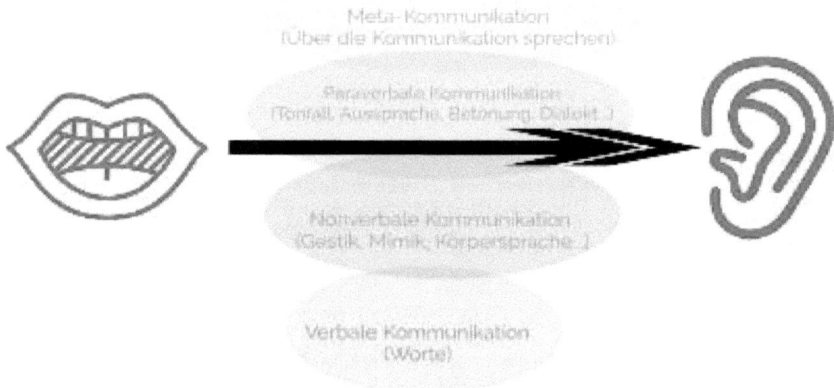

- Der Kursleiter betont dabei die verschiedenen Kommunikationsebenen, die neben den vier Seiten einer Nachricht berücksichtigt werden müssen.
- Der Kursleiter schafft ein Bewusstsein für Negativwörter. Diese sind individuell negativ besetzt und fördern Stress. Sie sollten in der eigenen Kommunikation daher durch Alternativen ersetzt werden. *(5 Minuten)*
- o Zum Beispiel „können" statt „müssen"
- o „Herausforderung" statt „Problem".
- o Die Teilnehmer lernen somit ihre Gedanken besser zu kontrollieren und ihr Vokabular auf Stressvermeidung auszurichten.
- Übung für zuhause:
- o Die Teilnehmer sollen sich einen Film oder eine Serie ansehen, in der ein Dialog stattfindet. Dort sollen sie mit den Vordrucken „vier Seiten einer Nachricht" und die Kommunikationsebenen die Kommunikation analysieren und feststellen, wo die Kommunikation gegebenenfalls gescheitert ist und wie man es verbessern könnte.
- o Die Teilnehmer Identifizieren 10 Negativworte-oder Formulierungen und ersetzten diese durch positive Ausdrücke
- Feedbackrunde

- Entspannungsübung: „Die Zeitreise". *(15 Minuten)*
  - o Diese Übung soll die aktuelle Situation aus der Zukunft heraus rückblickend beurteilen und damit die Teilnehmer für die Vergänglichkeit von schwierigen Situationen sensibilisieren, sowie daran erinnern, dass sie in der Vergangenheit bereits schwierige Situationen gemeistert haben.
  - o Somit entsteht die Möglichkeit die Perspektive zu wechseln und die Situation im Lebenskontext zu relativieren.
  - o Der Kursleiter leitet die Übung ruhig an, die Teilnehmer liegen entspannt auf ihrer Matte.

5.8 Besser Schlafen

Material:

- Je ein Bild einer Lärche und einer Eule
- Flipchart und Stifte
- Matte
- Sitzkissen

Ziel:

Entspannung funktioniert nur mit gutem und ausreichendem Schlaf. Ohne erholsamen Schlaf, sind die besten Entspannungsmethoden wirkungslos. Der Mensch braucht Schlaf dringend, um Eindrücke des Tages zu verarbeiten, sich zu erholen und Stress abzubauen. Umgekehrt führt Schlafmangel zu Unkonzentriertheit, Nervosität, Anspannung und Stress. Daher ist es wichtig, die Teilnehmer für die Wichtigkeit von gutem Schlaf zu sensibilisieren und ihnen konkrete Tipps für einen besseren Schlaf mitzugeben. Über kleine Veränderungen im Alltag soll somit ermöglicht werden, tiefer und erholsamer schlafen zu können (Borbély 1986).

Ablauf:

- Begrüßung der Teilnehmer
- Besprechung der Übungen für zuhause: Freiwilliger Vortrag der Ergebnisse durch die Teilnehmer. *(10 Minuten)*
  - o Was waren die häufigsten beobachteten Kommunikationsfehler?
  - o Wie hätte man Sie vermeiden können?
  - o Welche Negativvokabeln gebrauchen die Teilnehmer häufig?
  - o Welche Positivwörter können Sie ersetzen?
- Einstieg ins Thema Schlafen mit Kurzvortrag an der Flipchart. *(5 Minuten)*
  - o Wieso ist Schlaf so wichtig?
  - o Wie lange sollte man Schlafen?
- Brainstorming mit dem Teilnehmern, wie der Schlaf verbessert werden könnte. Der Kursleiter moderiert und notiert die Ergebnisse. Am Ende sollten mindestens folgende Key-Learnings notiert sein: *(15 Minuten)*
  - o Die meisten Menschen benötigen 7-8 Stunden Schlaf pro Nacht
  - o Achte auf deine individuell angenehme Raumtemperatur. Die optimale Schlafzimmertemperatur liegt bei den meisten Menschen bei ca. 18°c
  - o Vermeide mindestens eine Stunde vor dem Schlafen künstliches („blaues") Licht aus Handys, Computern oder Fernsehern

- o Achte auf einen hygienisch einwandfreien Schlafplatz. Nutze das Bett nicht zum Arbeiten, Essen oder Fernsehen. Wasche die Bettlaken-und Bezüge regelmäßig. Morgens und abends lüften
- o Achte auf ausreichend Dunkelheit im Schlafzimmer und entferne akustische Störsignale
- o Finde für deine Bedürfnisse das optimale Kopfkissen und die optimale Matratze
- o Vermeide schwere Mahlzeiten direkt vor dem Schlafen. Auf Alkohol verzichten- dieser mindert die Schlafqualität. Kaffee und Schwarztee nicht zu später Tageszeit trinken
- o Rituale schaffen, wie z.b. ein Buch lesen
- o Möglichst immer zu ähnlicher Zeit einschlafen und den Rhythmus beibehalten
- Der Kursleiter regt weiterhin zur Einteilung der Teilnehmer in Chronotypen an. *(10 Minuten)*
  - o Die Gruppe wird in Zwei Kleingruppen geteilt, die sich an den zuvor aufgehängten Bildern einer Eule (Nachtaktive) oder Lärche (Frühaufsteher) zusammenfinden.
  - o Somit sollen die Teilnehmer ihren Schlaf-Wach-Rhythmus reflektieren und sich in eine der beiden Gruppen einordnen. Dort können sie sich mit anderen Teilnehmern darüber austauschen, wie die gelernten Schlaftipps in ihrer Situation anwendbar sind.
  - o Anschließend tragen die Kleingruppen ihre Ergebnisse in der großen Runde vor
- Theorieteil: Power-Nap: *(5 Minuten) (Milner und Cote 2009)*
  - o Der Kursleiter erläutert die Vorteile eines kurzen Mittagsschlafes von maximal 30 Minuten.
  - o Als Praxistipp wird der „key-Nap" beschrieben, bei dem der Schlafende einen Schlüsselbund in den Händen hält, bis dieser beim Eintritt in den Tiefschlaf aus der Hand fällt und somit zum Aufstehen bewegt.
- Feedbackrunde
- Übungen für zuhause: Ausprobieren von Power-Napping oder Key-Napping. Die Teilnehmer sollen ihre Erfahrungen notieren
- Entspannungsübung: Gedankenschubladen: *(15 Minuten)*
  - o Diese Übung soll helfen Gedanken zu sortieren, negativen Denkweisen zu begegnen und beim Einschlafen zu helfen.
  - o Der Kursleiter leitet die Gruppe an, sich bequem auf die Matte zu legen und die Augen zu schließen. Die Teilnehmer sollen sich einen großen Schrank mit vielen Schubladen vorstellen. Die Schubladen seien abschließbar und nur der Teilnehmer selbst hat den passenden Schlüssel.
  - o Anschließend sollen die aufkommenden Gedanken bewusst wahrgenommen und sortiert werden. Kommt beispielsweise bei einem Gedanken das Gefühl „Ärger" auf, so wird dieser Gedanke in die Ärger-Schublade abgelegt und diese verschlossen.
  - o Diese Methode kann helfen, hinderliche Gedanken und Gefühle zu verarbeiten.

5.9 Sport und Bewegung

Material:

- Flipchart mit Stiften
- Ein dickes Seil
- Federballschläger und Bälle

Ziel:

Wie die Teilnehmer aus ihren theoretischen Kenntnissen über Stress und Stressmanagement bereits wissen, entsteht Stress häufig durch belastende Situationen *ohne* entsprechende Kompensation beziehungsweise Regeneration. Das entstehende Cortisol sammelt sich an und bereitet auf eine Handlung vor, welche dann jedoch ausbleibt. Das kann zu Hypercortisolismus führen und Stress auslösen. An dieser Stelle setzen Entspannungsverfahren, aber auch sportliche Aktivität an. Diese können das entstandene Cortisol abbauen und reduzieren so effektiv Stress. Wichtig dabei ist, dass die Intensität der sportlichen Aktivität nicht zu hoch oder die Belastung zu lang ausfallen. Ansonsten stellt die Anstrengung ihrerseits wieder eine Stresssituation dar und der Körper produziert der erneut Cortisol. Die Teilnehmer sollen in dieser Einheit für die Relevanz von ausreichend körperlicher Betätigung sensibilisiert werden. Jeder Teilnehmer, der noch nicht regelmäßig Sport treibt wird zur Reflexion angeregt, eine Sportart zu finden, die ihm Freude bereitet und in den Alltag integriert werden kann. Den Teilnehmern soll Spaß an Bewegung vermittelt werden, um ein nachhaltiges Bewegungsverhalten nahezulegen (Stults-Kolehmainen und Sinha 2014).

Ablauf:

- Begrüßung der Teilnehmer
- Überprüfung der Übungen für zuhause. Die Teilnehmer teilen freiwillig ihre Erfahrungen mit Powernaps aus ihrem Alltag mit der Gruppe. Der Kursleiter moderiert und fragt nach. *(10 Minuten)*
  - o Wie hat es sich angefühlt? Fiel es schwer, danach wieder aufzustehen?
  - o Wie war das Stresslevel beim Aufstehen?
  - o In welchen Situationen und zu welchen Tageszeiten ergibt das „Nappen" vor allem Sinn?
  - o Die Kernantworten werden an der Flipchart notiert.
- Einstieg in das Tagesthema Bewegung mit einem Aktivierungsspiel „7er-Runde": *(5 Minuten)*
  - o Die Teilnehmer stellen sich in einen großen Kreis und zählen von 1 an im Uhrzeigersinn weiter.
  - o Die Person, die 7. Person macht dabei eine Kniebeuge oder einen Strecksprung, anstatt die Zahl laut zu sagen. Selbiges gilt für jedes Vielfache von 7, Zahlen in denen eine 7 vorkommt (z.B. 17) und für geübte Gruppen auch jede Zahl, deren Quersumme 7 ergibt (z.B. 34). Wer einen Fehler macht, muss einmal um den Kreis joggen.
  - o Dieses Spiel erfordert kognitive Aufnahmefähigkeit, Reaktionsschnelle und Bewegung.
- Anschließend werden aus der Gruppe Kleingruppen gebildet. In kleiner Runde sollen die Teilnehmer brainstormen, welche positiven Eigenschaften Sport auf körperlicher, psychischer und sozialer Ebene haben kann, beziehungsweise welche Ressourcen damit gestärkt werden können. Anschließend werden die Ergebnisse zusammengetragen und die wichtigsten Ergebnisse festgehalten: *(10 Minuten)*
  - o Stärkung der Herz-Kreislauf-Leistung
  - o Verbesserte körperliche Verfassung
  - o Höheres Wohlbefinden und Selbstzufriedenheit
  - o Gestärkte Selbstwirksamkeit

- o Akuter Abbau von Stresshormonen
- o Soziale Interaktion
- o Schaffung von Erfolgserlebnissen
- o Spaß und Ablenkung
- o Prävention zahlreicher lebensstilbedingter Erkrankungen
- Es werden dafür verschiedene Sportarten, Vereine und Kursangebote genannt, die für die Zielgruppe in Frage kommen. Somit sollen die Teilnehmer Möglichkeiten erkennen, in ihrer direkten Umgebung Angebote wahrzunehmen.
- Der Kursleiter differenziert dabei zwischen Training und Bewegung: *(5 Minuten)*
  - o Training erfolgt regelmäßig, spezifisch und dient der Erreichung vorher festgesetzter Ziele. Es ist essenzieller Bestandteil körperlicher Anpassungsvorgänge, kann allerdings auch Leistungsdruck und Stress begünstigen.
  - o Bewegung dagegen ist unspezifisch wie z.b. Spazieren gehen. Dabei kann die Anpassung an Bewegung nicht so gezielt gesteuert werden, die alltägliche Bewegung ist dennoch sehr wichtig. Die Teilnehmer sollten beide Aspekte verstärkt in ihren Alltag aufnehmen.
- Übung für zuhause: *(5 Minuten)*
  - o Die Teilnehmer sollen sich nach Sport-und Bewegungsangeboten in ihrem direkten Lebensumfeld informieren und aufschreiben, welche drei Angebote am attraktivsten auf sie erscheinen.
  - o Die Teilnehmer sollen aufschreiben, in welchen Situationen die Alltagsbewegung bewusst erhöht wurde.
- Praxiseinheit: Vorstellung und Durchführung verschiedener Sportspiele *(25 Minuten)*
  - o Tauziehen
  - o Der Gordische Knoten: Die Teilnehmer stehen im Kreis und fassen sich an mit einem beliebigen anderen Teilnehmer an einer Hand, mit der anderen Hand wiederum einem anderen Teilnehmer, sodass sich der Kreis „verknotet". Anschließend ist es das Ziel der Gruppe den Knoten zu entwirren, ohne die Hände zu lösen. Dabei werden Analogien zur Einheit Problemlösung gezogen.
  - o Federball
- Feedbackrunde

5.10 Problemlösungstraining
Material:

- Flipchart
- WHO-5-Fragebogen
- Feedbackbogen
- Große Karteikarten oder dickes Papier
- Eddings

Ziel:

Anknüpfend an das Kommunikationstraining der Einheit 7, soll in dieser Einheit bewusste Kommunikation zur Vermeidung und Lösung von Problemsituationen geübt werden. Hierfür erhalten die Teilnehmer Kenntnis über angewandte Kommunikationspraktiken und Methoden zur Konfliktvermeidung. Die Teilnehmer lernen, ihre Wahrnehmung zu verbalisieren und werden darin geschult die intrapersonelle Wahrheit nicht als allgemeingültig zu interpretieren. Dabei stellen Selbstreflexion und eine gelungene, wertfreie Kommunikation die Basis dar. Eine erfolgreiche Konfliktansprache ist in der Lage, Diskussionen sachlich zu führen und Stress zu vermeiden (Weider). Aufgrund der Schlussevaluation dauert die letzte Kursstunde etwas länger als 60 Minuten.

Ablauf:

- Begrüßung der Teilnehmer
- Besprechung der Aufgaben für zuhause *(5 Minuten)*
  - o Welche Bewegungsangebote sind den Teilnehmern aufgefallen?
  - o Welche Kurse / Vereine könnten sich die Teilnehmer vorstellen zu besuchen?
- Kurze Wiederholung der Inhalte aus Einheit 7 zu Kommunikation *(5 Minuten)*
- Einstieg ins Thema Problemlösung *(10 Minuten)*
  - o Der Kursleiter hält ein Kurzvortrag zum Thema Problemansprache-und Lösung und definiert die drei wichtigsten Schritte zum Umgang mit Problemen. Diese finden zunächst auf persönlicher Ebene statt
    - ▪ Problemanalyse
    - ▪ Lösungsfindung
    - ▪ Handeln
  - o Die Gruppe wird dazu angeregt diese Schlagwörter mit konkreten Beispielen und Handlungsmöglichkeiten zu füllen
- Im nächsten Schritt steht die Ansprache im Fokus. Die Teilnehmer wenden in Kleingruppen anhand realer oder fiktiver Beispiele folgende Reihenfolge an. Nachdem ein Teilnehmer ein Beispiel vorgetragen hat, wird die Vorgehensweise und Formulierung zur Diskussion gestellt, bevor der nächste Teilnehmer vorträgt. *(10 Minuten)*
  - o Die eigene Wahrnehmung mit Ich-Botschaften beschreiben
  - o Die persönliche Bedeutung des Problems beschreiben
  - o Das eigene Anliegen formulieren
- Jede Kleingruppe trägt im Anschluss einen Beispielsatz in großer Runde vor
- Danach erinnert der Kursleiter an das Konzept der Meta-Kommunikation, bei der die Kommunizierenden über die Kommunikation selbst sprechen. Dies kann helfen Missverständnisse schnell aufzudecken und zu vermeiden
- Gemeinsames Erstellen des Spiels: „Lösungs-Memory" *(10 Minuten)*
  - o Die Teilnehmer führen in großer Runde ein Brainstorming zum Thema Problem und Problemlösung durch
  - o Dabei sollen immer zwei Begriffe zueinander gehören
    - ▪ Z.B. 1. „Beschreibung der Wahrnehmung" und 2. „Ich-Botschaften"
    - ▪ 1. „Über die Kommunikation sprechen" und 2. „Meta-Kommunikation"
    - ▪ Gemeinsam sollen mindestens 20 Paare gefunden und auf große Karten oder Kartons geschrieben werden
    - ▪ Um Missverständnisse zu vermeiden und die Spielbarkeit zu verbessern, werden die zusammengehörenden Paare zusätzlich farblich markiert.
- Praxiseinheit: Gemeinsames Spielen des Memorys *(25 Minuten)*
- Schlussevaluation *(15 Minuten)*
  - o Den Teilnehmern werden die Feedbackbögen ausgeteilt, mit der Bitte diese zu bearbeiten

- o Klärung der Erfüllung der in der ersten Stunde festgehaltenen Erwartungen
- o Die Teilnehmer füllen erneut den WHO-5-Fragebogen aus und dürfen die Ergebnisse freiwillig in die Evaluation miteinfließen
- Danksagung und Verabschiedung

6. Fazit

Durch den Besuch und die aktive Teilnahme an der Kursreihe sind die Teilnehmer dazu in der Lage verschiedene Methoden der Stressprävention und des Stressmanagements zu verstehen und anzuwenden. Dabei liegt der Fokus der Einheiten klar in der Praxistauglichkeit, sodass die gelernten Kompetenzen leicht Einzug in den individuellen Alltag erhalten können. Denn nur durch geringe Hemmschwellen und regelmäßiges Üben, können die Inhalte praktisch verwendbar gemacht werden.

Die Teilnehmer sind nach Beendigung der Kursreihe über theoretische Aspekte der Stressentstehung- und der Stressreaktion informiert und wurden für den Umgang mit Stress und der individuellen kognitiven Bewertung sensibilisiert. Das Kursformat versteht sich somit als Informationsmedium, sowie Anregung zur Selbstreflexion und Verstärker von Ressourcen und Kompetenzen. Weiterhin wurden die Teilnehmer über die weitere Teilnahme an Entspannungs-und Bewegungsangeboten beraten. Den Teilnehmern wurde überdies empfohlen, täglich einige Minuten mit Reflexion und Stressmanagement zu beschäftigen. Denn: „Weise sind nicht zu beschäftigt, und wer zu beschäftigt ist, ist nicht weise." (Wilkström 1980).

Literaturverzeichnis

Antonovsky, Aaron (1997): Salutogenese. Zur Entmystifizierung der Gesundheit. Hg. v. Alexa Franke. Tübingen: dgvt Verlag (Forum für Verhaltenstherapie und psychosoziale Praxis, Band 36). Online verfügbar unter http://d-nb.info/952269910/04.

Bandura, Albert (1978): Self-efficacy: Toward a unifying theory of behavioral change. In: *Advances in Behaviour Research and Therapy* 1 (4), S. 139–161. DOI: 10.1016/0146-6402(78)90002-4.

Borbély, Alexander A. (1986): Das Geheimnis des Schlafs. Neue Wege und Erkenntnisse der Forschung. Sonderdr. für Farmitalia Carlo Erba GmbH, Freiburg. München u.a: Deutscher Taschenbuch-Verl. (dtv-Sachbuch).

Doran, G. T. (1981): There's a S.M.A.R.T. way to write management's goals and objectives. In: *Management Review*, 1981 (70/11).

Ehlert, Ulrike; Känel, Roland (2011): Psychoendokrinologie und Psychoimmunologie. Berlin, Heidelberg: Springer-Verlag Berlin Heidelberg. Online verfügbar unter http://gbv.eblib.com/patron/FullRecord.aspx?p=666854.

Ellis, Albert; Grieger, Russel; Ellis/Grieger (Hg.) (1995): Praxis der rational-emotiven Therapie. 2. Aufl., Repr., unveränd., xerographischer Nachdr. der Aufl. München, Urban und Schwarzenberg, 1979. Weinheim: Beltz.

Fröhlich-Gildhoff, Klaus; Rönnau-Böse, Maike (2011): Resilienz. Mit 2 Tab. 2., durchges. Aufl. München: Reinhardt (UTB Profile, 3290). Online verfügbar unter http://www.utb-studi-e-book.de/9783838536132.

Greif, Siegfried (Hg.) (1997): Arbeits- und Organisationspsychologie. Internationales Handbuch in Schlüsselbegriffen. 3. Aufl. Weinheim: Beltz Psychologie-Verl.-Union.

Kaluza, Gert (2009): Stressbewältigung. Trainingsmanual zur psychologischen Gesundheitsförderung ; mit ... 14 Tabellen ; [CD mit Trainingsmaterialien. Nachdr. Heidelberg: Springer Medizin-Verl.

Karasek; Theorell (1991): Healthy Work: Stress, Productivity and the Reconstruction of Working Life. In: *Journal of Industrial Relations* 33 (1), S. 137–139. DOI: 10.1177/002218569103300112.

Levine; Ursin (1991): What is stress. In: *Stress—Neurobiology and neuroendocrinology*, 1991.

Maslach, C.; Schaufeli, W. B.; Leiter, M. P. (2001): Job burnout. In: *Annual review of psychology* 52, S. 397–422. DOI: 10.1146/annurev.psych.52.1.397.

McEwen, Bruce S.; Wingfield, John C. (2003): The concept of allostasis in biology and biomedicine. In: *Hormones and Behavior* 43 (1), S. 2–15. DOI: 10.1016/S0018-506X(02)00024-7.

Milner, Catherine E.; Cote, Kimberly A. (2009): Benefits of napping in healthy adults: impact of nap length, time of day, age, and experience with napping. In: *Journal of sleep research* 18 (2), S. 272–281. DOI: 10.1111/j.1365-2869.2008.00718.x.

NEUHOFF, CHARLES C. (2002): EFFECTS OF LAUGHING, SMILING, AND HOWLING ON MOOD. In: *PR* 91 (8), S. 1079. DOI: 10.2466/PR0.91.8.1079-1080.

Nitsch, Jürgen R. (1981): Stress. Bern, Stuttgart, Wien: Huber.

Parkinson, C. Northcote; Kaufmann, Richard; Below, Hans Jürgen (2005): Parkinsons Gesetz und andere Untersuchungen über die Verwaltung. Düsseldorf: Verl.-Anst. Handwerk. Online verfügbar unter http://deposit.dnb.de/cgi-bin/dokserv?id=2678647&prov=M&dok_var=1&dok_ext=htm.

Pohl, Rüdiger (Hg.) (2017): Cognitive illusions. Intriguing phenomena in thinking, judgment and memory. Second edition. London, New York: Routledge (A Psychology Press book).

Schulz von Thun, Friedemann (2018): Störungen und Klärungen. Allgemeine Psychologie der Kommunikation. 55. Auflage, Originalausgabe. Reinbek bei Hamburg: Rowohlt Taschenbuch Verlag (Rororo, 17489).

Selye, Hans (1981): Geschichte und Grundzüge des Stresskonzepts. Theorien, Untersuchungen, Maßnahmen.

Stults-Kolehmainen, Matthew A.; Sinha, Rajita (2014): The effects of stress on physical activity and exercise. In: *Sports medicine (Auckland, N.Z.)* 44 (1), S. 81–121. DOI: 10.1007/s40279-013-0090-5.

Wallner, Mai: Lehrskript Academy of Sports. Stress und Entspannung.

Watzlawick, Paul (2015): Anleitung zum Unglücklichsein. Taschenbuchsonderausg., 28. Aufl. München: Piper (Serie Piper, 4938).

Weider, Ines: Lehrskript Academy of Sports. Stressbewältigung und Burnoutprophylaxe.

BEI GRIN MACHT SICH IHR WISSEN BEZAHLT

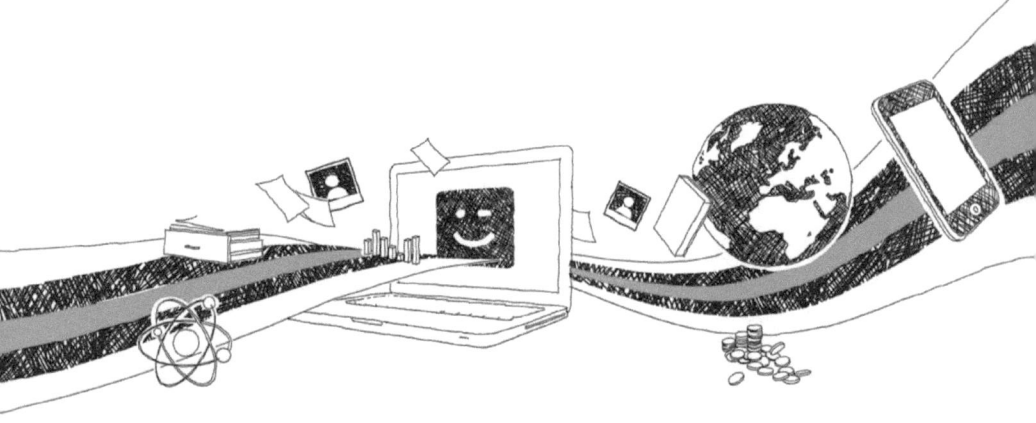

- Wir veröffentlichen Ihre Hausarbeit, Bachelor- und Masterarbeit

- Ihr eigenes eBook und Buch - weltweit in allen wichtigen Shops

- Verdienen Sie an jedem Verkauf

Jetzt bei www.GRIN.com hochladen und kostenlos publizieren

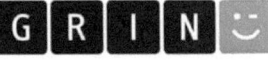